규칙 따라가기 미로

아래의 규칙을 따라 출발에서 도착까지 가보세요.

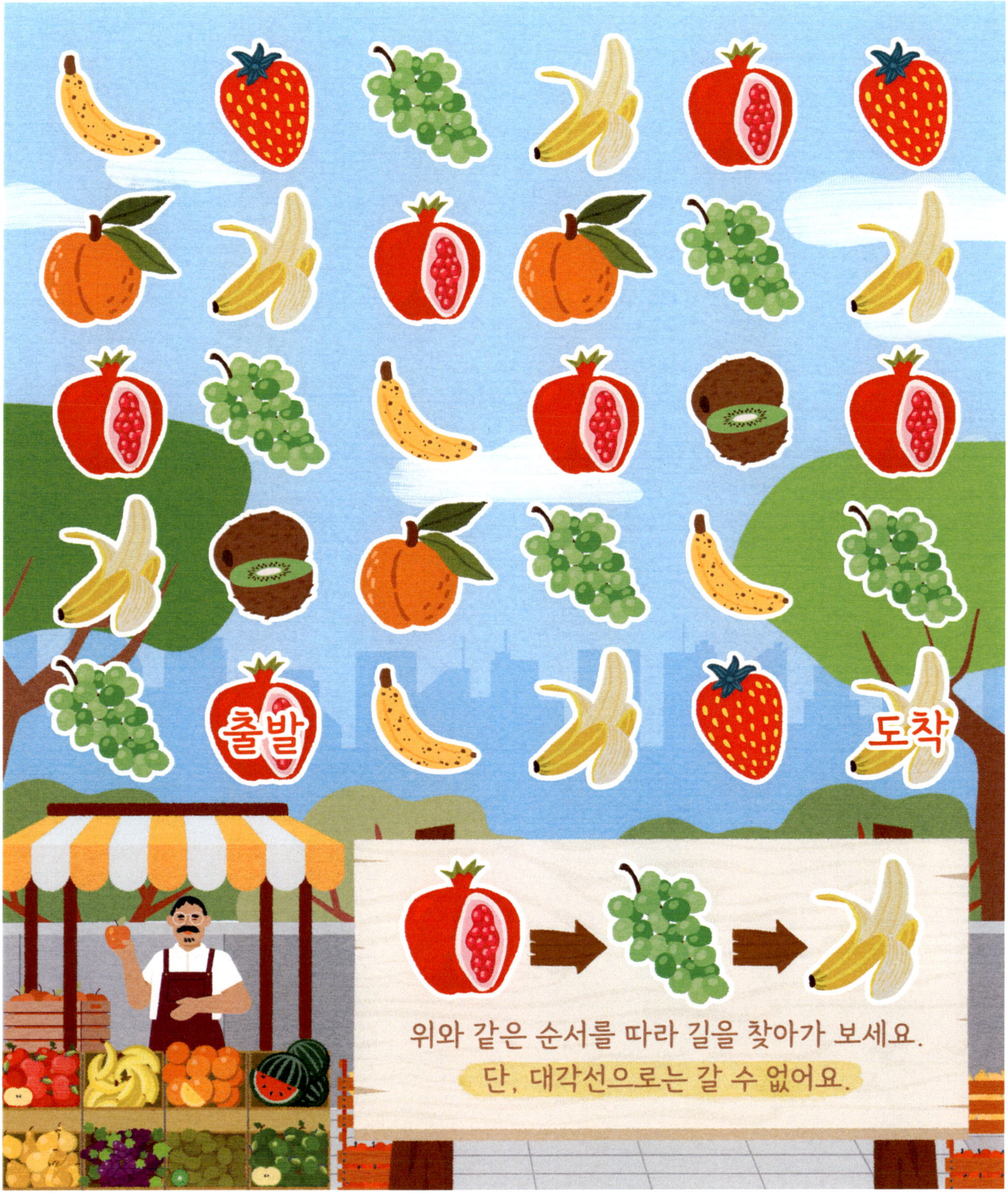

우산 미로

우산에 난 길을 따라 출발에서 도착까지 가보세요.

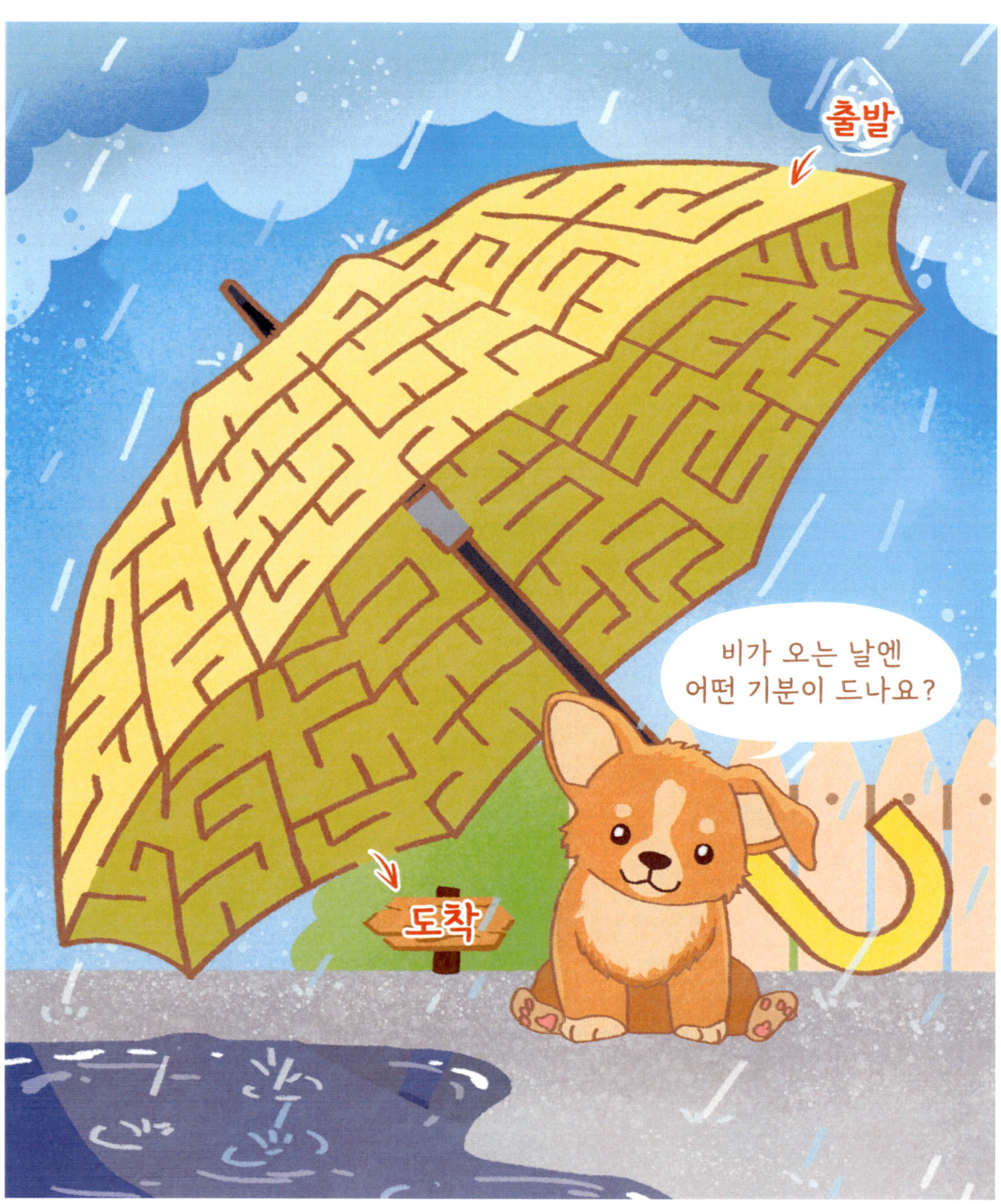

수박화채 만들기

미로 위에 있는 재료를 모두 거쳐 도착까지 가보세요.

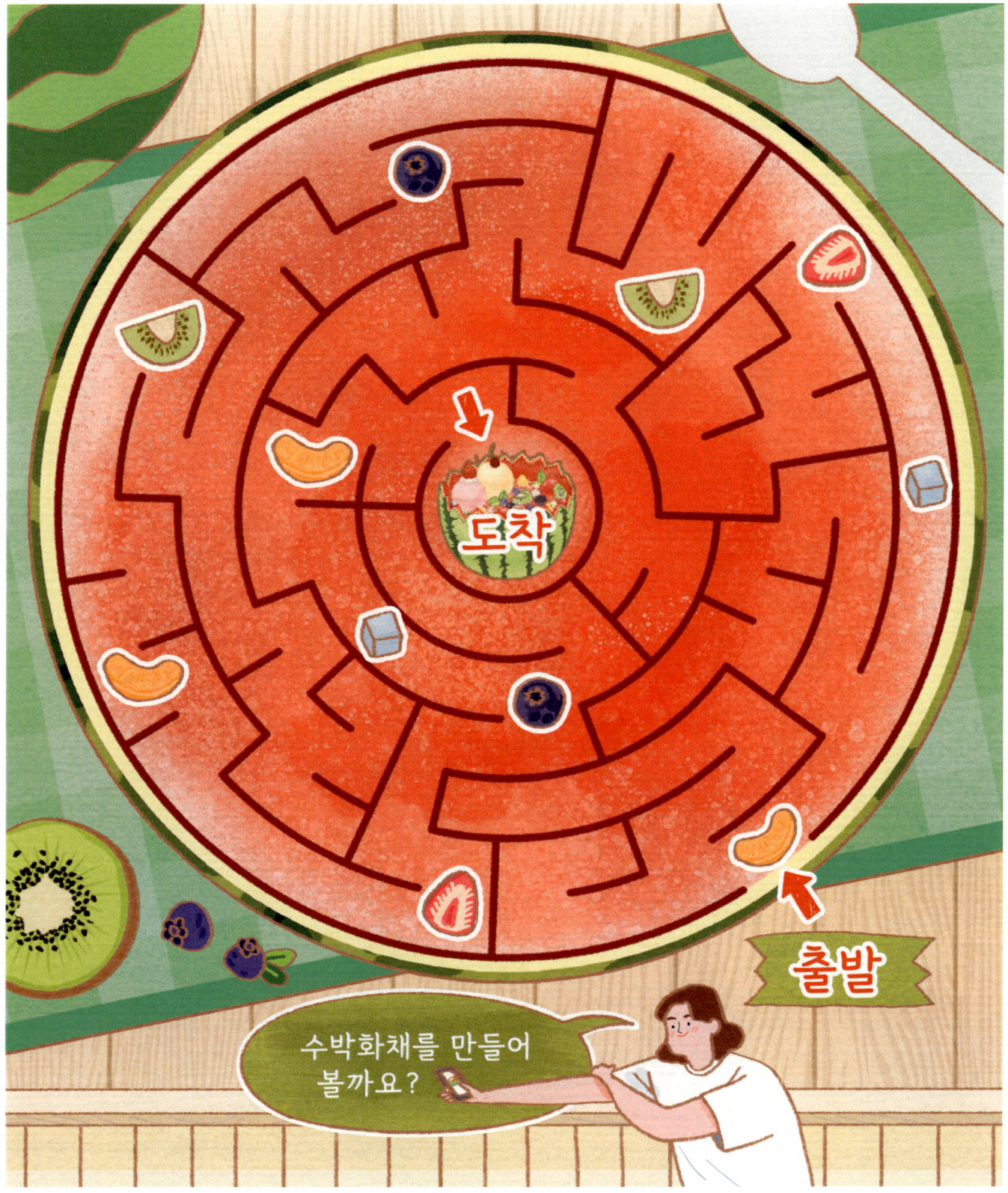

병원 가기

미로를 따라 출발에서 도착까지 가보세요.

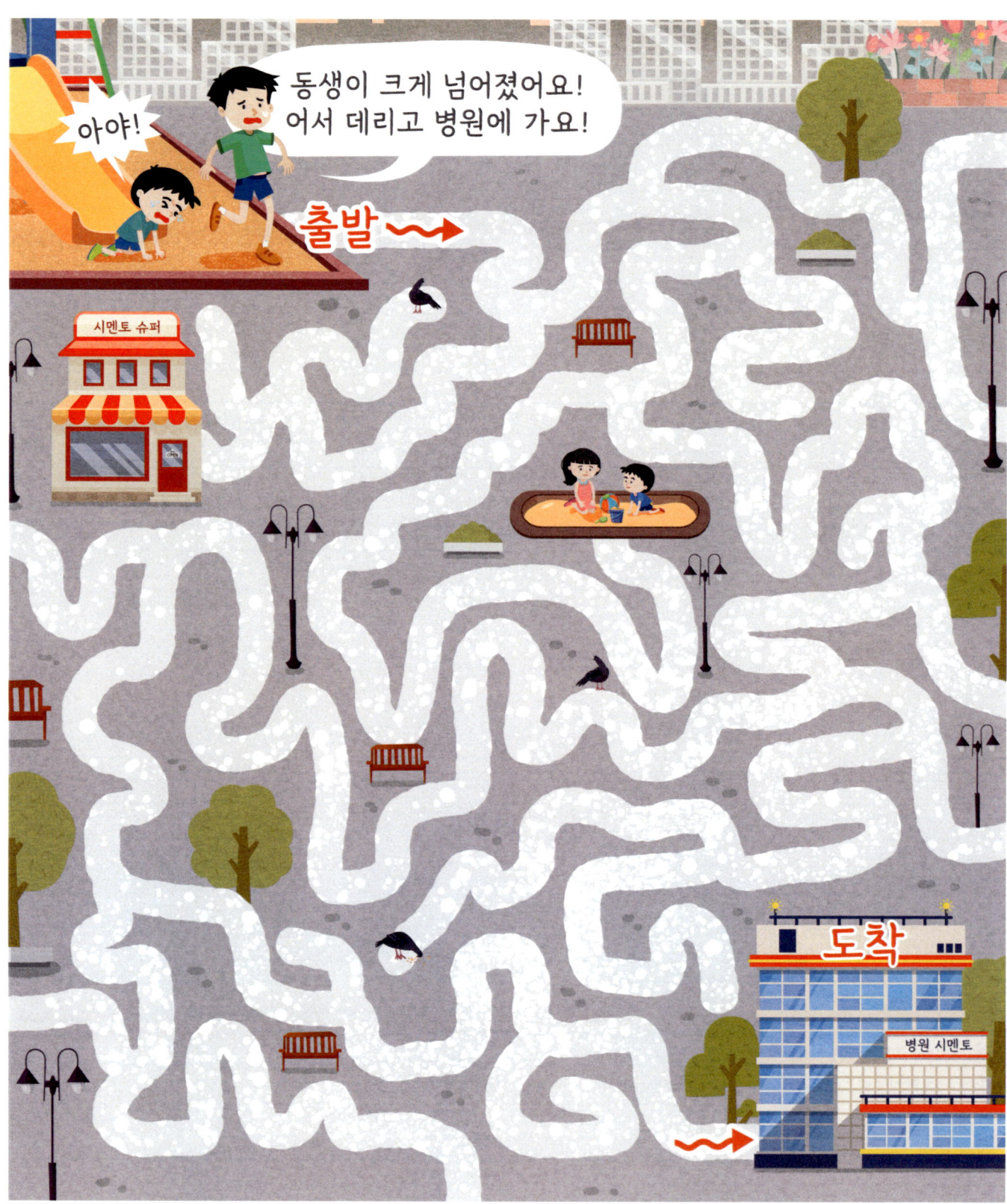

퀴즈 미로

미로를 찾아가며 만난 글자들을 조합해, 질문의 정답을 알아맞혀 보세요.

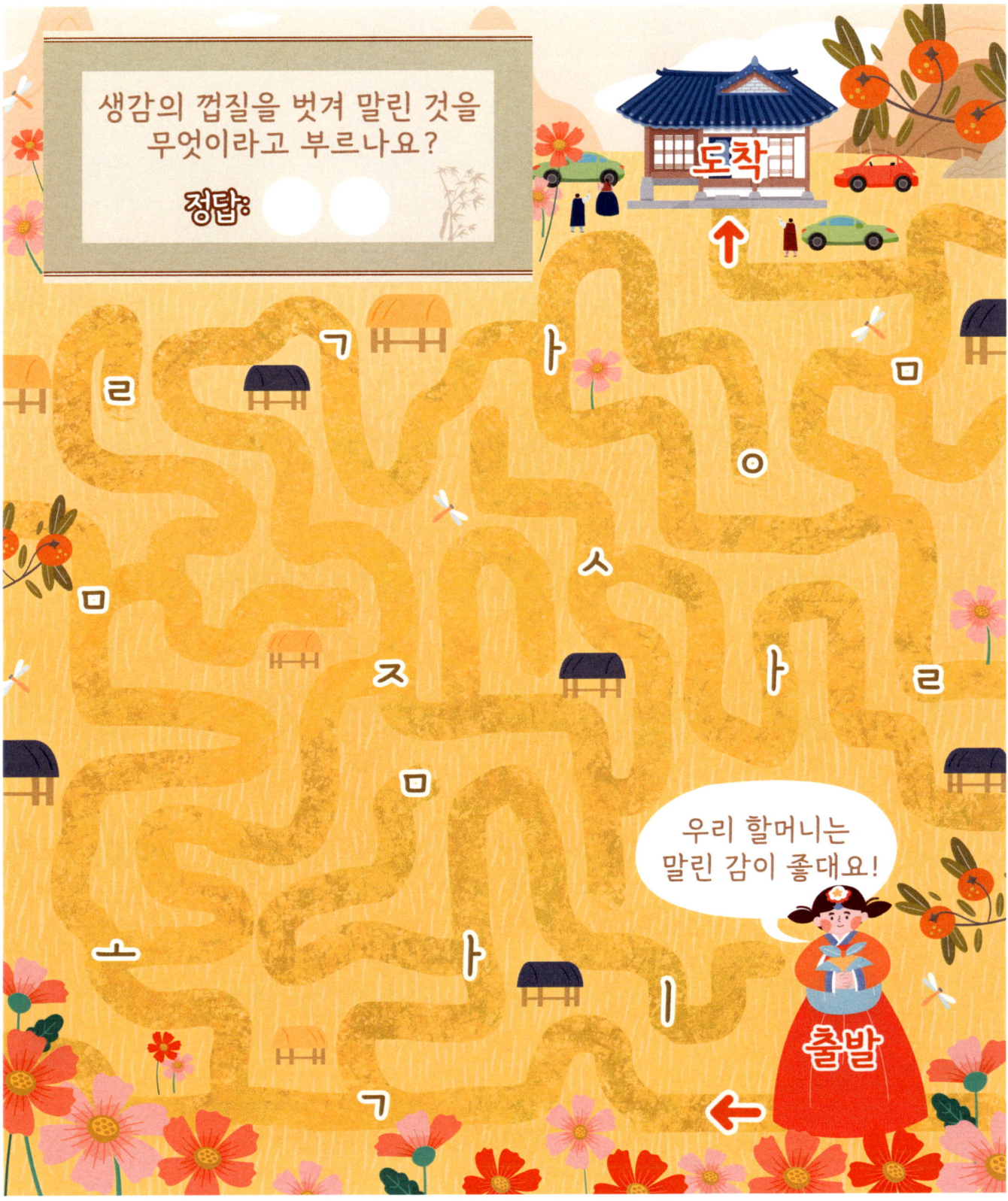

숫자 점잇기 미로

숫자 2부터 짝수만 따라 순서대로 선을 이어보세요.

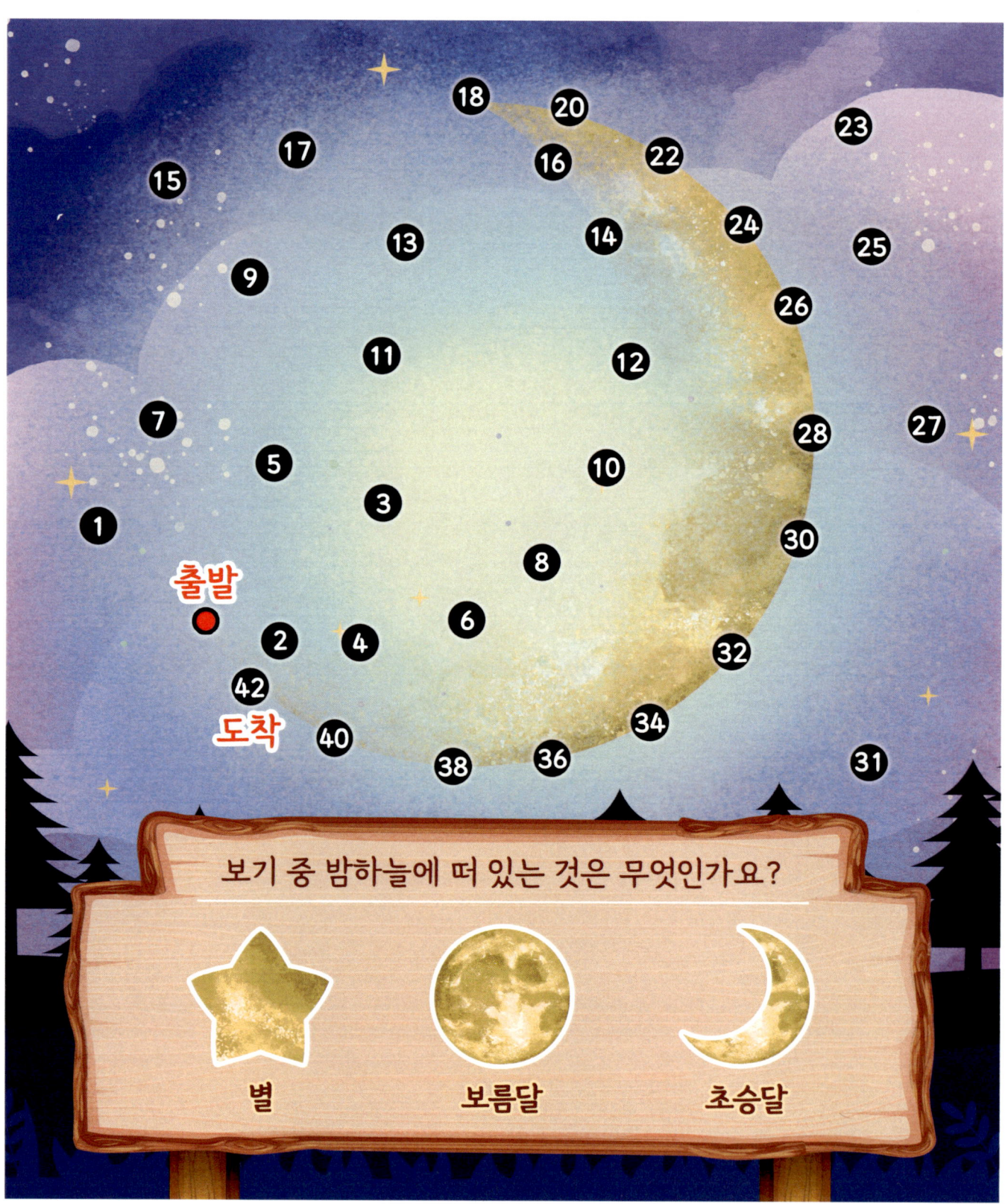

바다로 가는 새끼 거북

미로를 따라 출발에서 도착까지 가보세요.

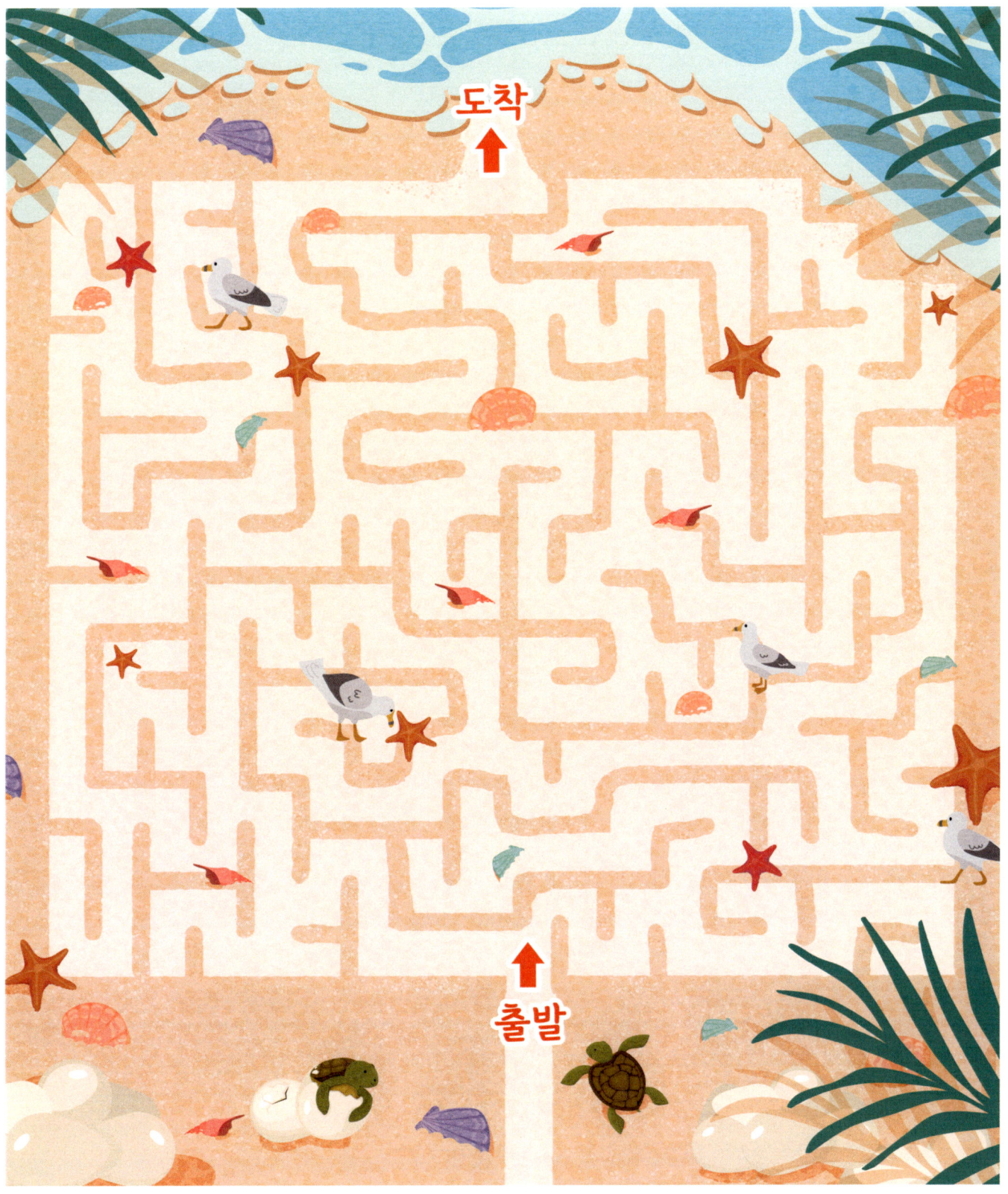

할아버지의 선물

미로를 따라가며 질문의 단서들을 모아보고, 질문의 답을 알아맞혀 보세요.

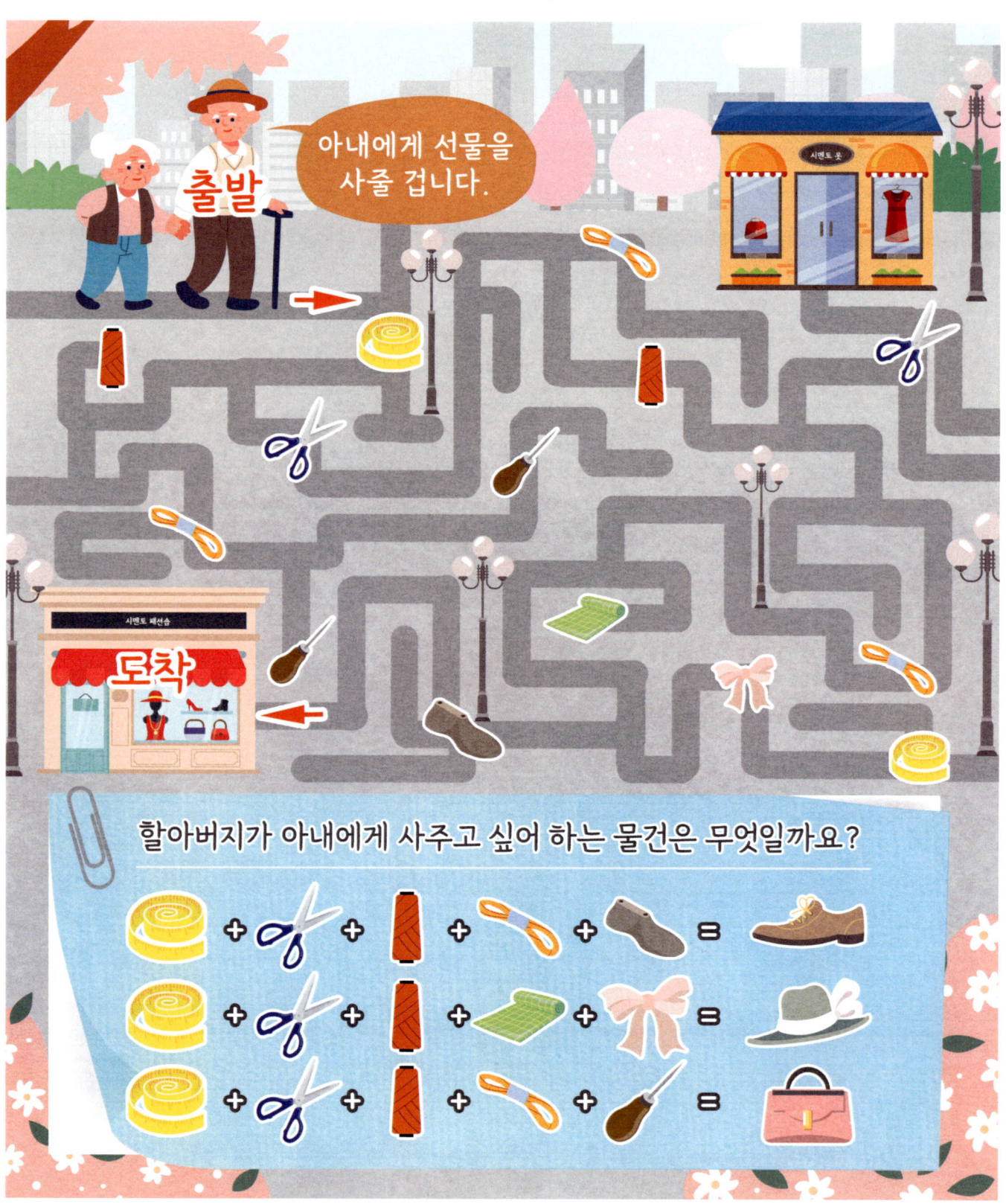

라면 면발

라면 면발을 따라가 어떤 그릇의 라면을 먹고 있는지 알아맞혀 보세요.

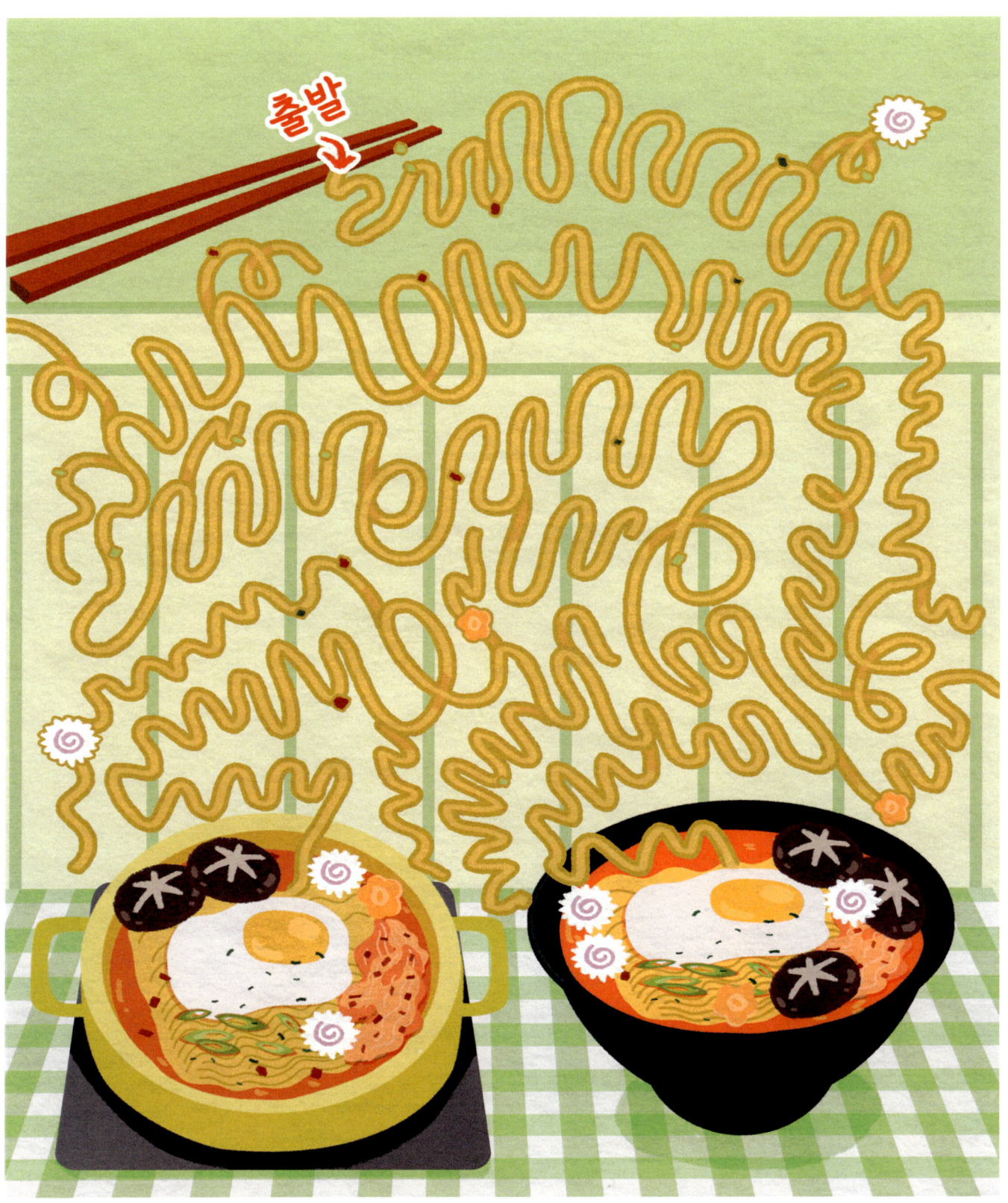

산수 미로

미로를 풀며 만나는 물건의 점수를 알아보고,
물건 점수를 모두 더해 질문의 정답을 알아맞혀 보세요.

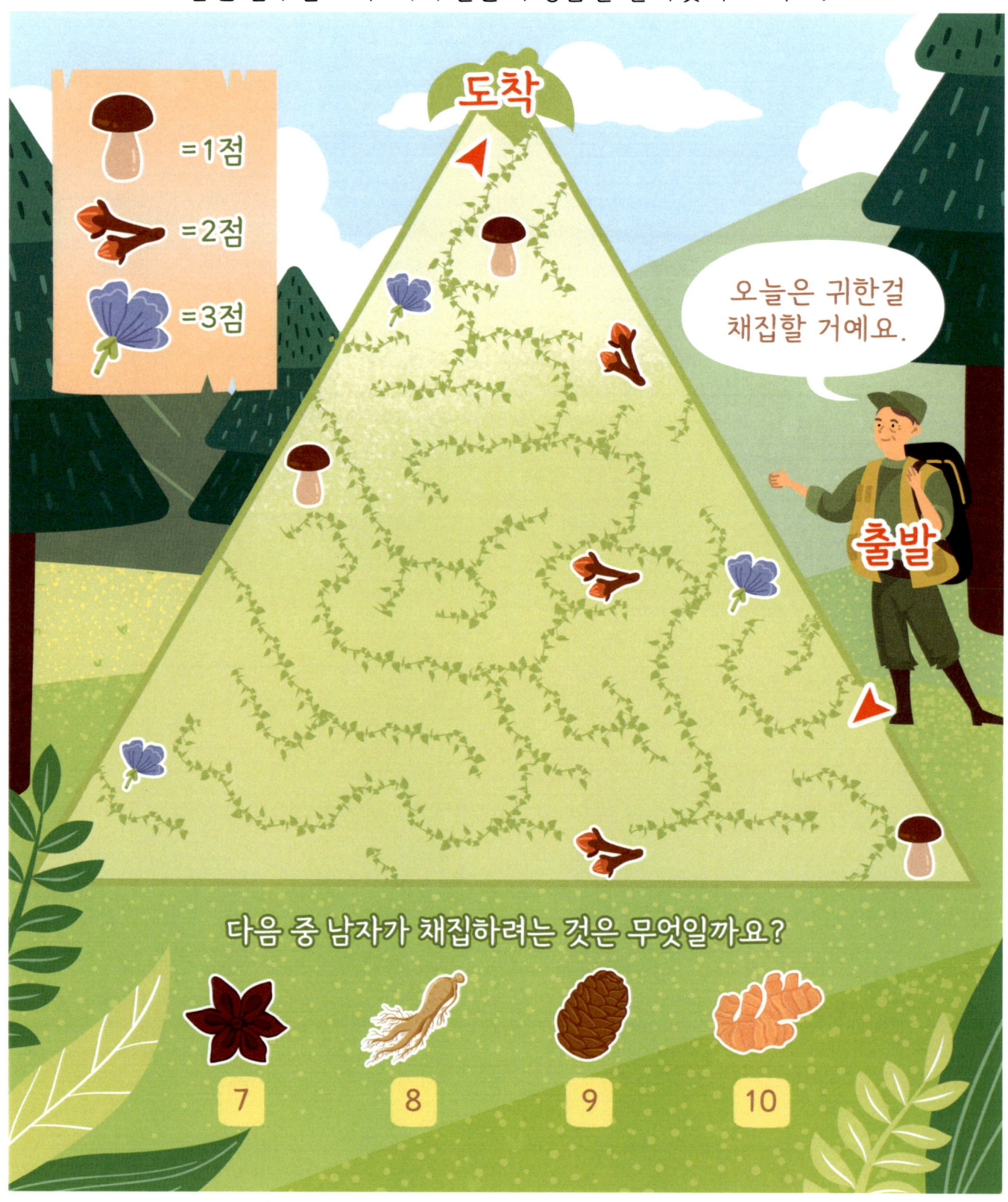

음식 배달

남자의 말을 잘 기억하고, 남자가 음식을 배달해야 하는 건물을 찾아보세요.

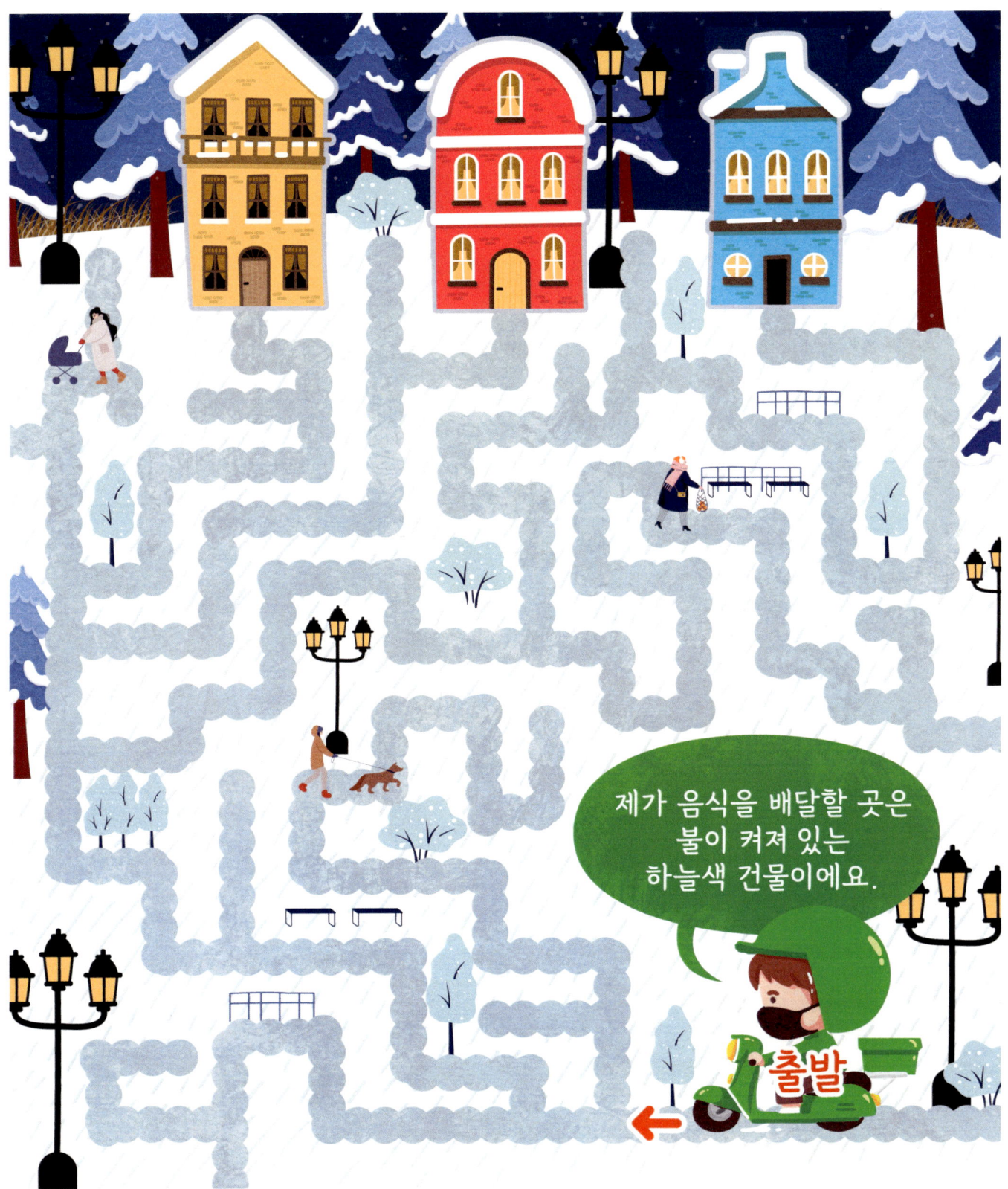

치아 미로

미로를 따라 출발에서 도착까지 가보세요.

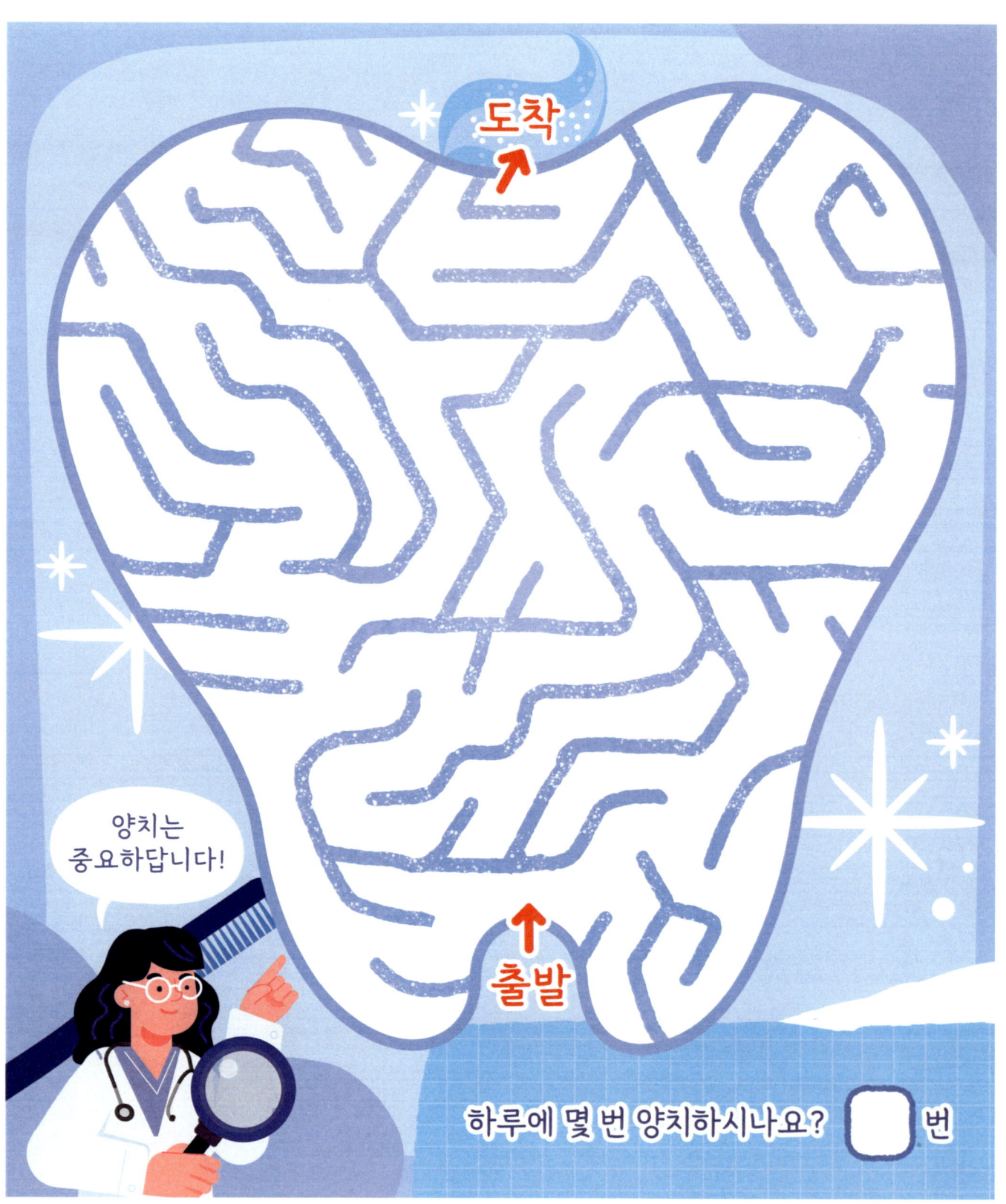

하루에 몇 번 양치하시나요? ☐ 번

그림자 모양과 맞는 물건 따라가기

아래의 규칙을 따라 출발에서 도착까지 가보세요.

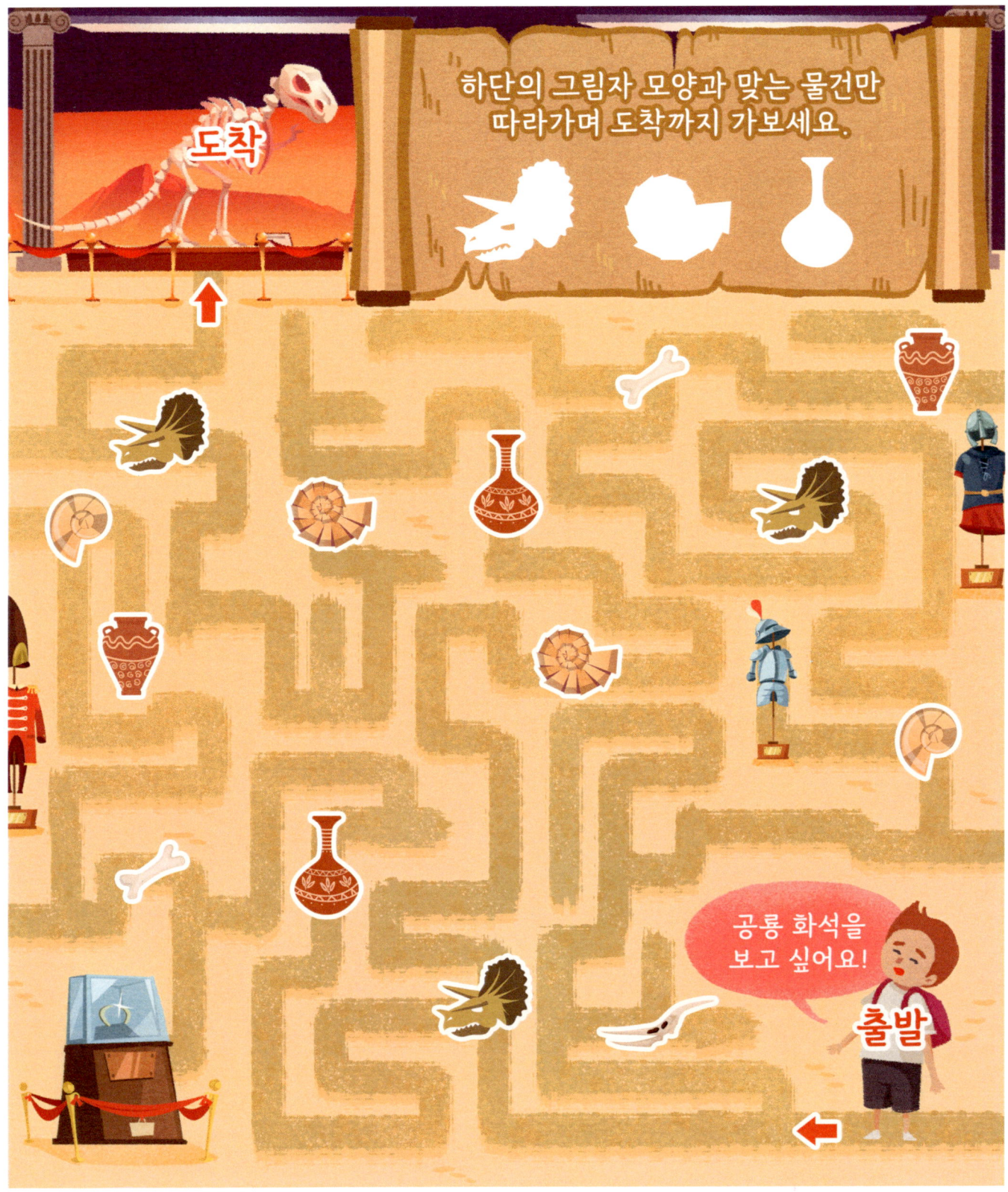

벌의 애벌레

애벌레를 모두 거쳐 도착까지 가보세요.

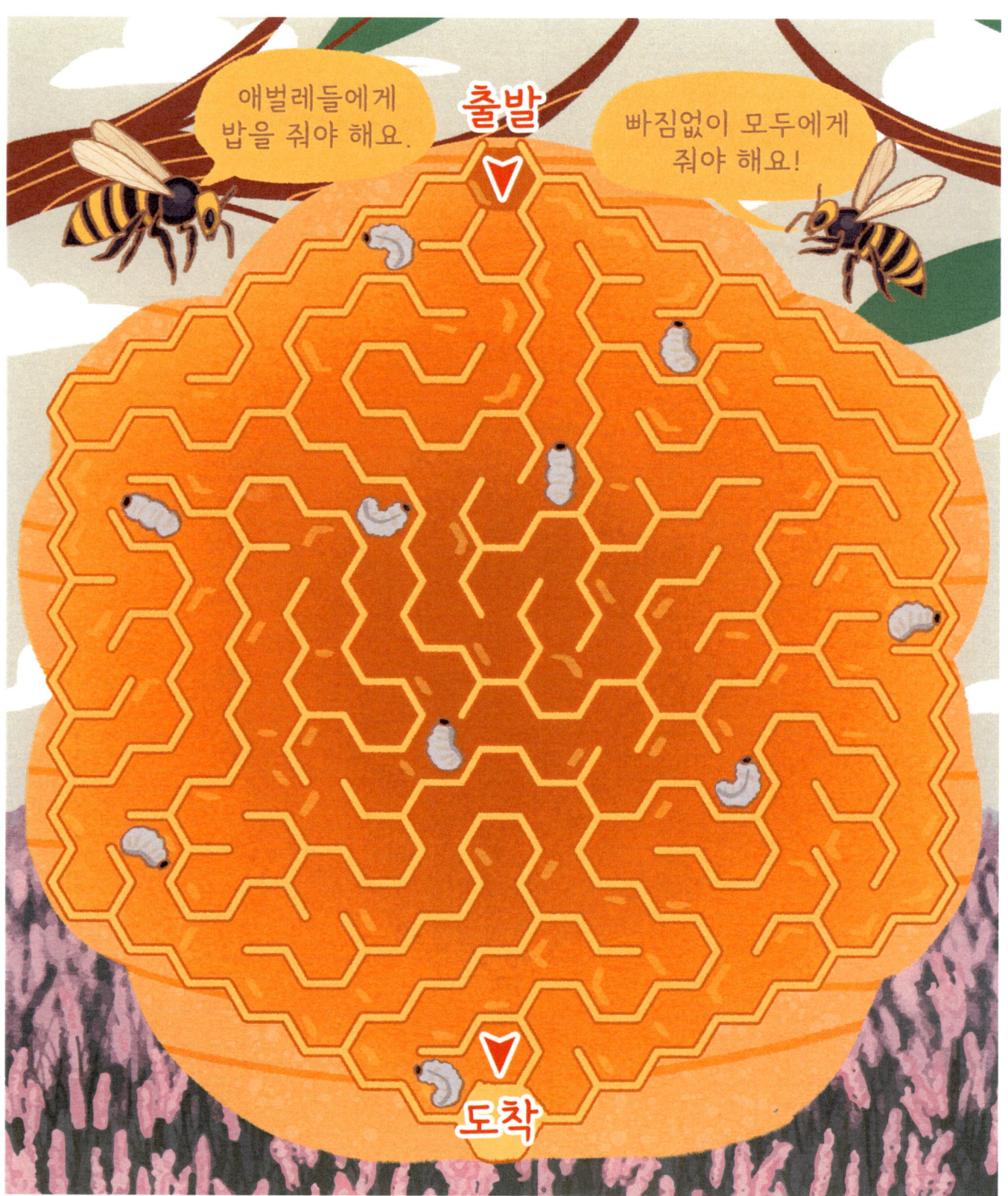

숫자 점잇기 미로

숫자 1부터 홀수만 따라 순서대로 선을 이어보세요.

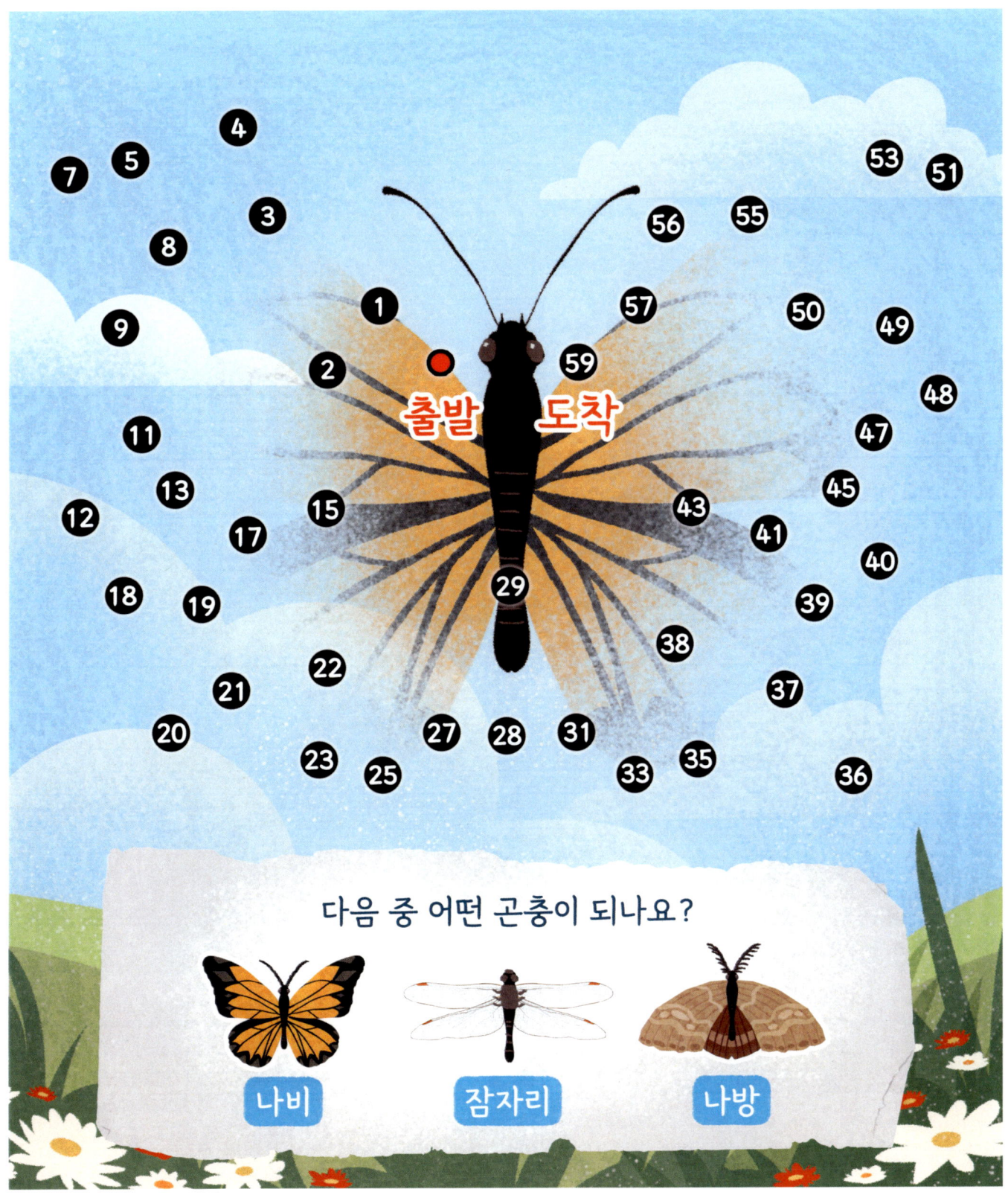

다음 중 어떤 곤충이 되나요?

나비 / 잠자리 / 나방

갯벌 미로

미로를 따라 출발에서 도착까지 가보세요.

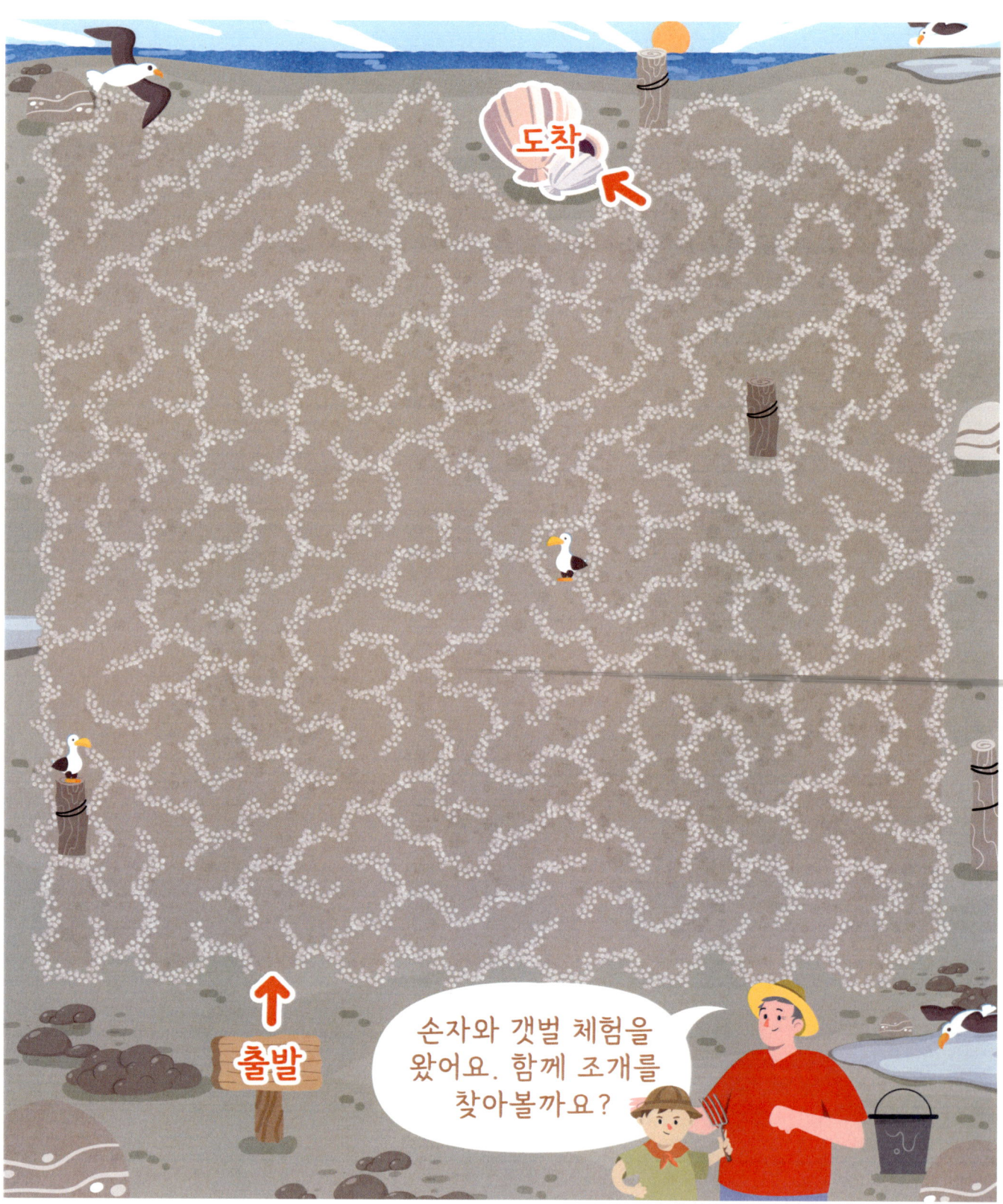

퀴즈 미로

미로를 찾아가며 만난 글자들을 조합해, 질문의 정답을 알아맞혀 보세요.

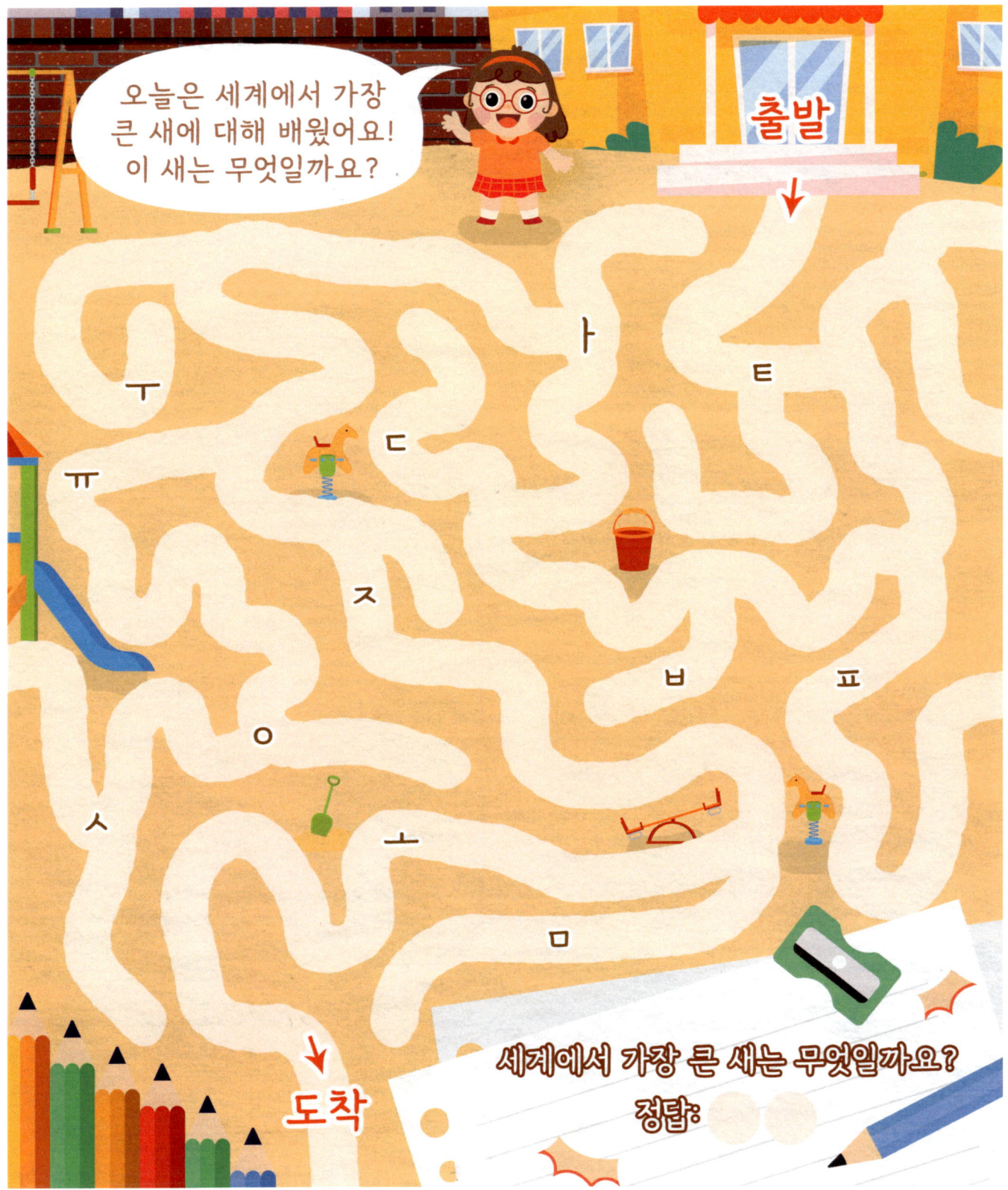

규칙 따라가기 미로

아래의 규칙을 따라 출발에서 도착까지 가보세요.

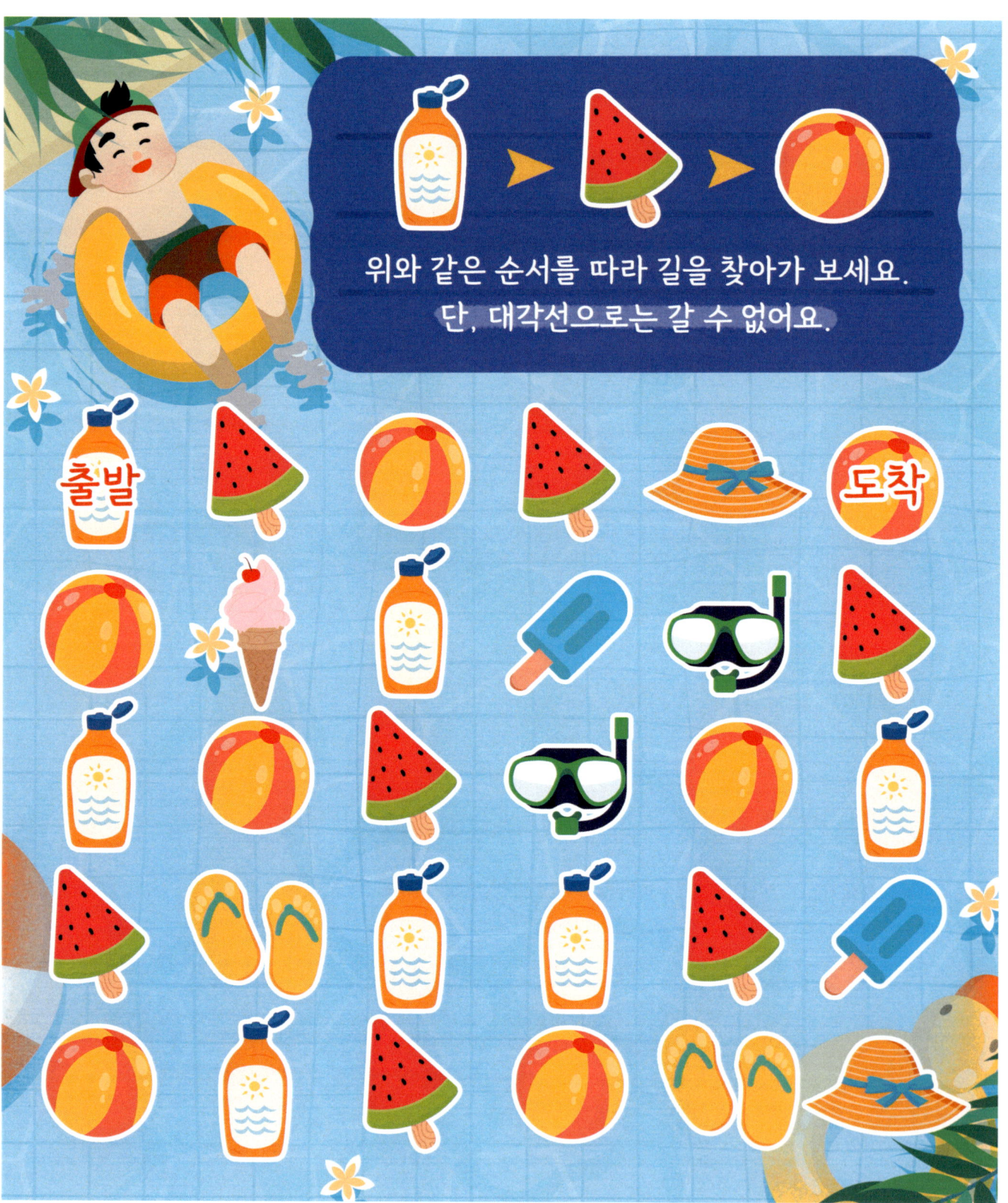

호랑이 무늬 미로

호랑이에 난 길을 따라 출발에서 도착까지 가보세요.

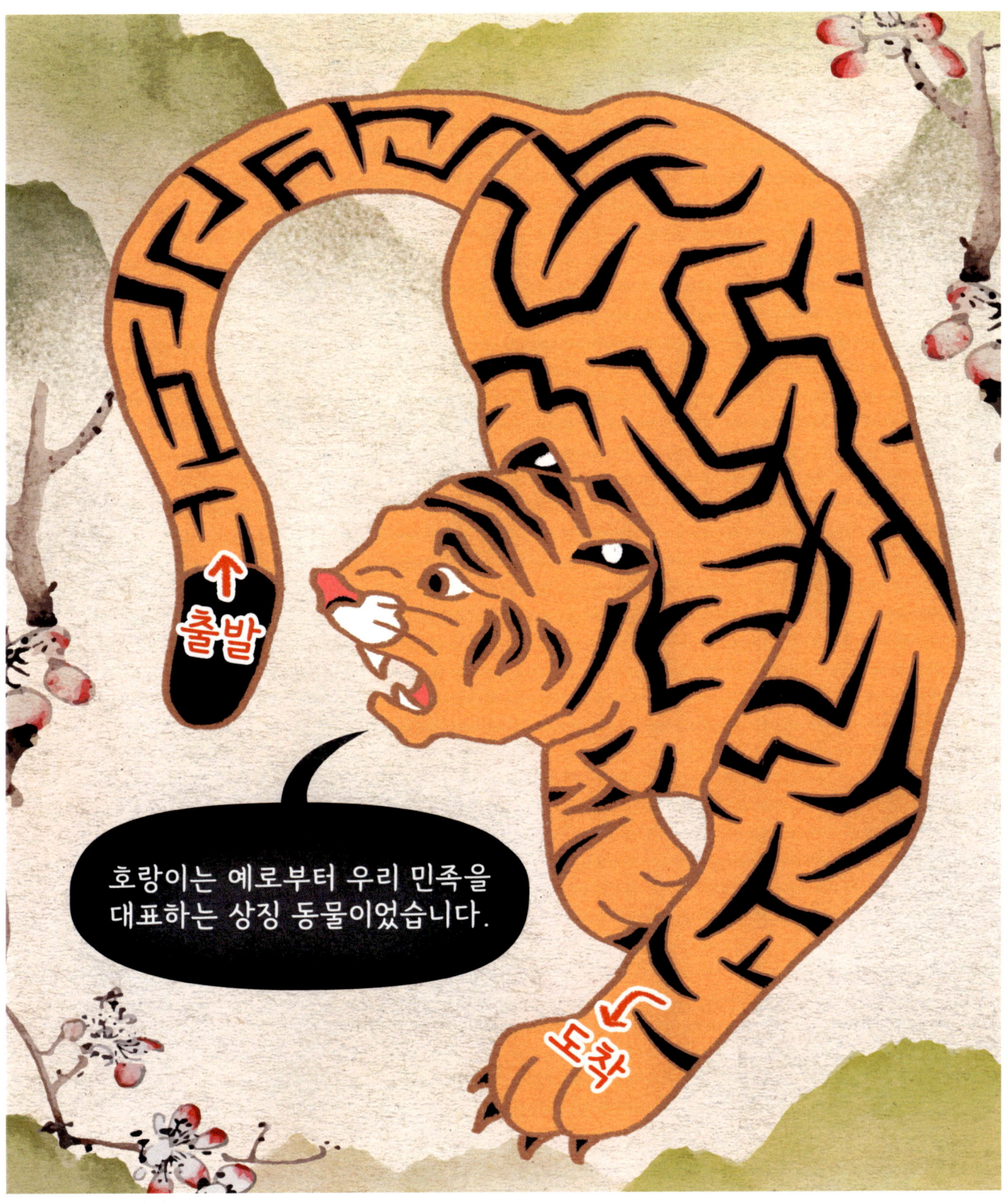

비행기의 목적지

미로를 따라가며 단서들을 모아보고, 질문의 답을 알아맞혀 보세요.

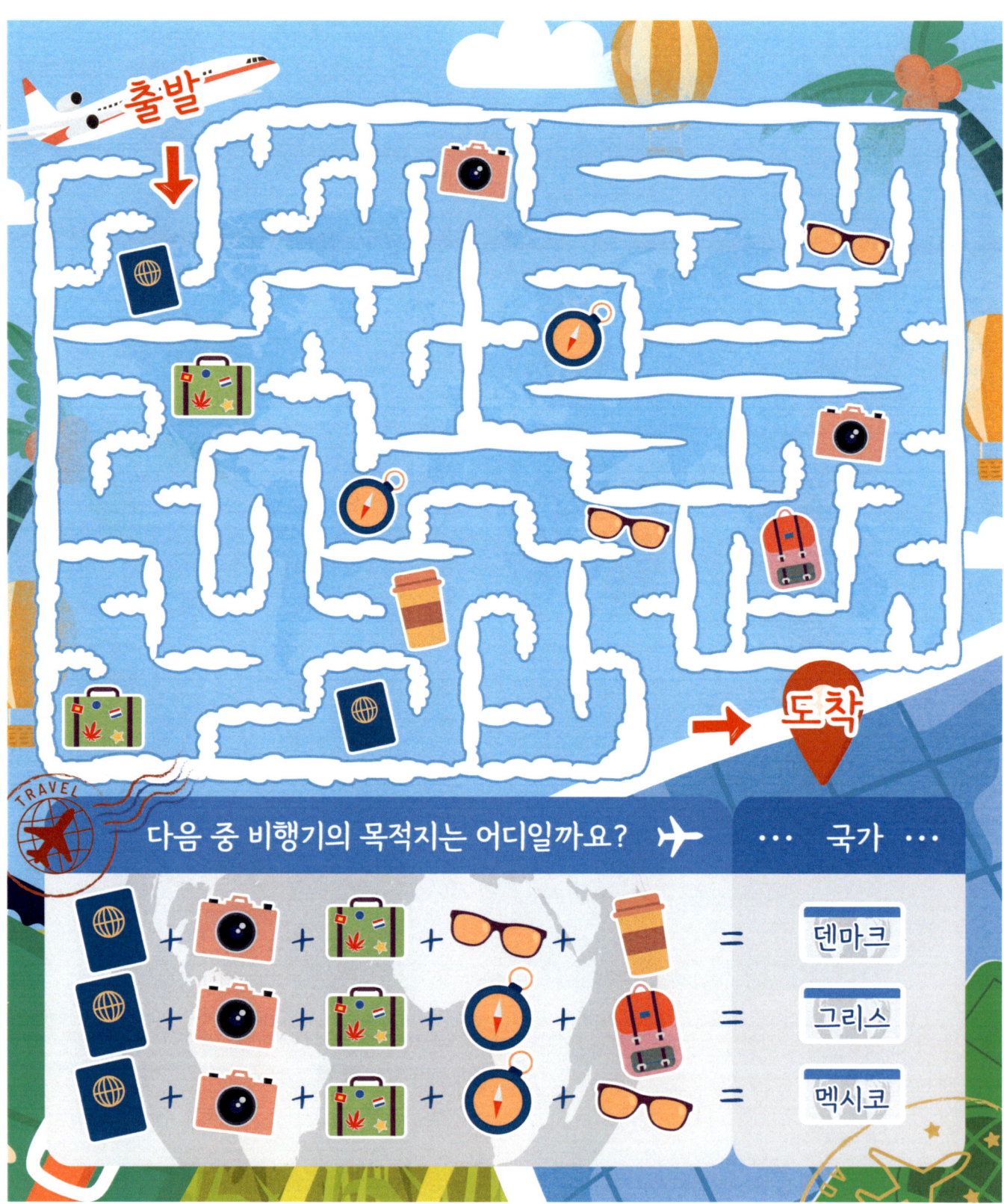

사자성어 맞히기

미로를 찾아가며 만난 글자들을 조합해, 정답을 알아맞혀 보세요.

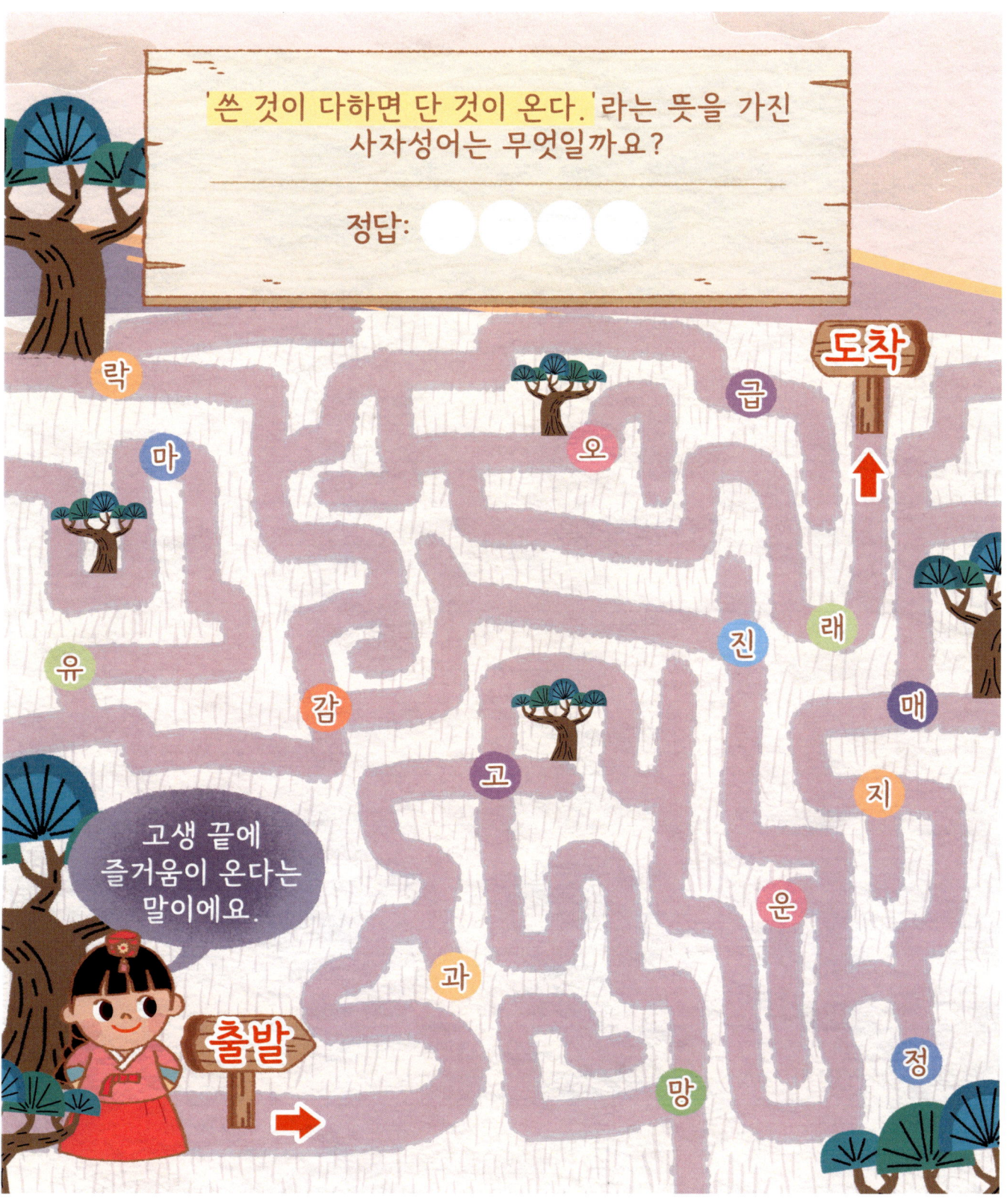

감의 단면

미로를 따라 출발에서 도착까지 가보세요.

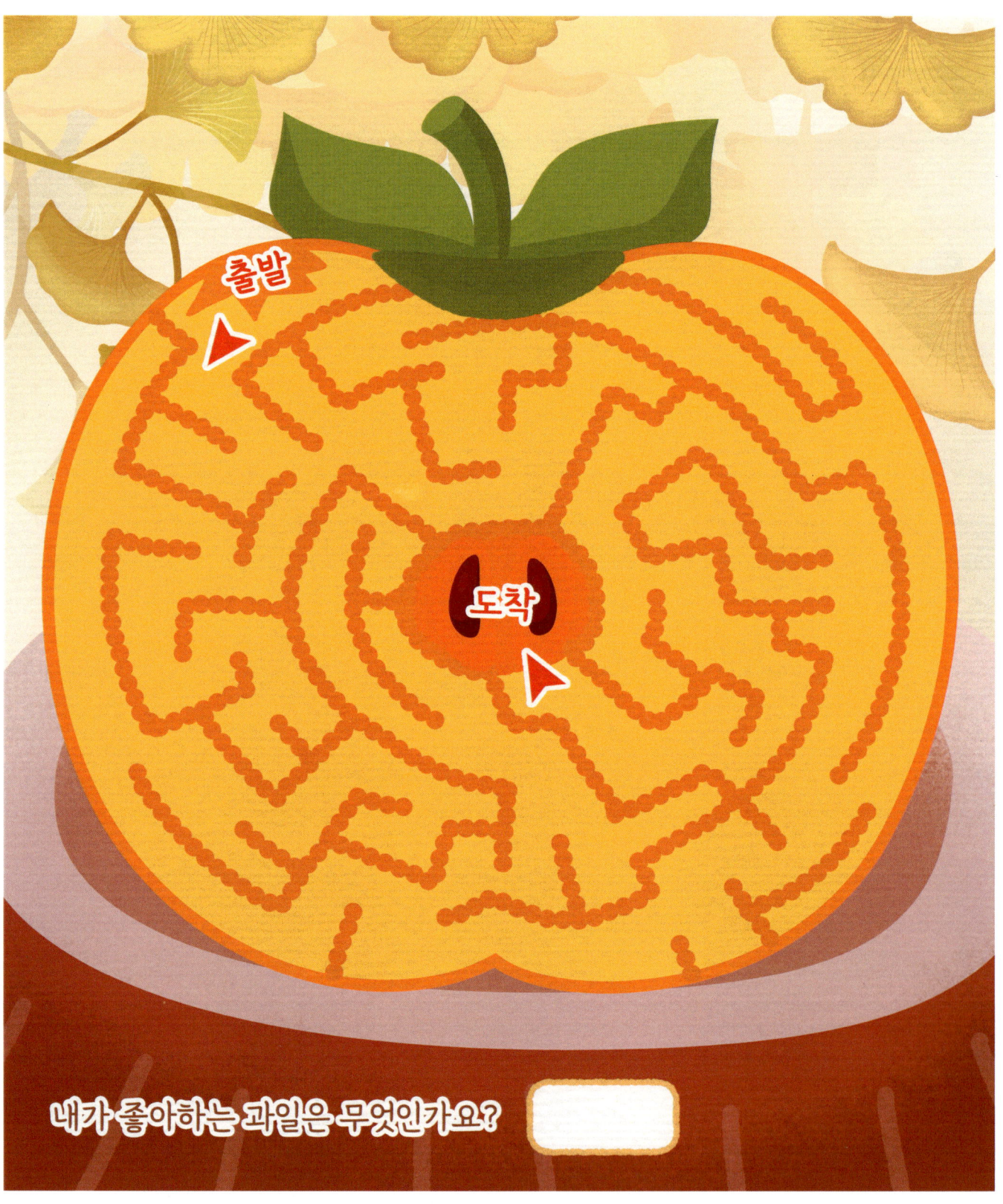

내가 좋아하는 과일은 무엇인가요?

쓰레기 줍기 봉사

미로 위에 있는 쓰레기를 모두 거쳐 도착까지 가보세요.

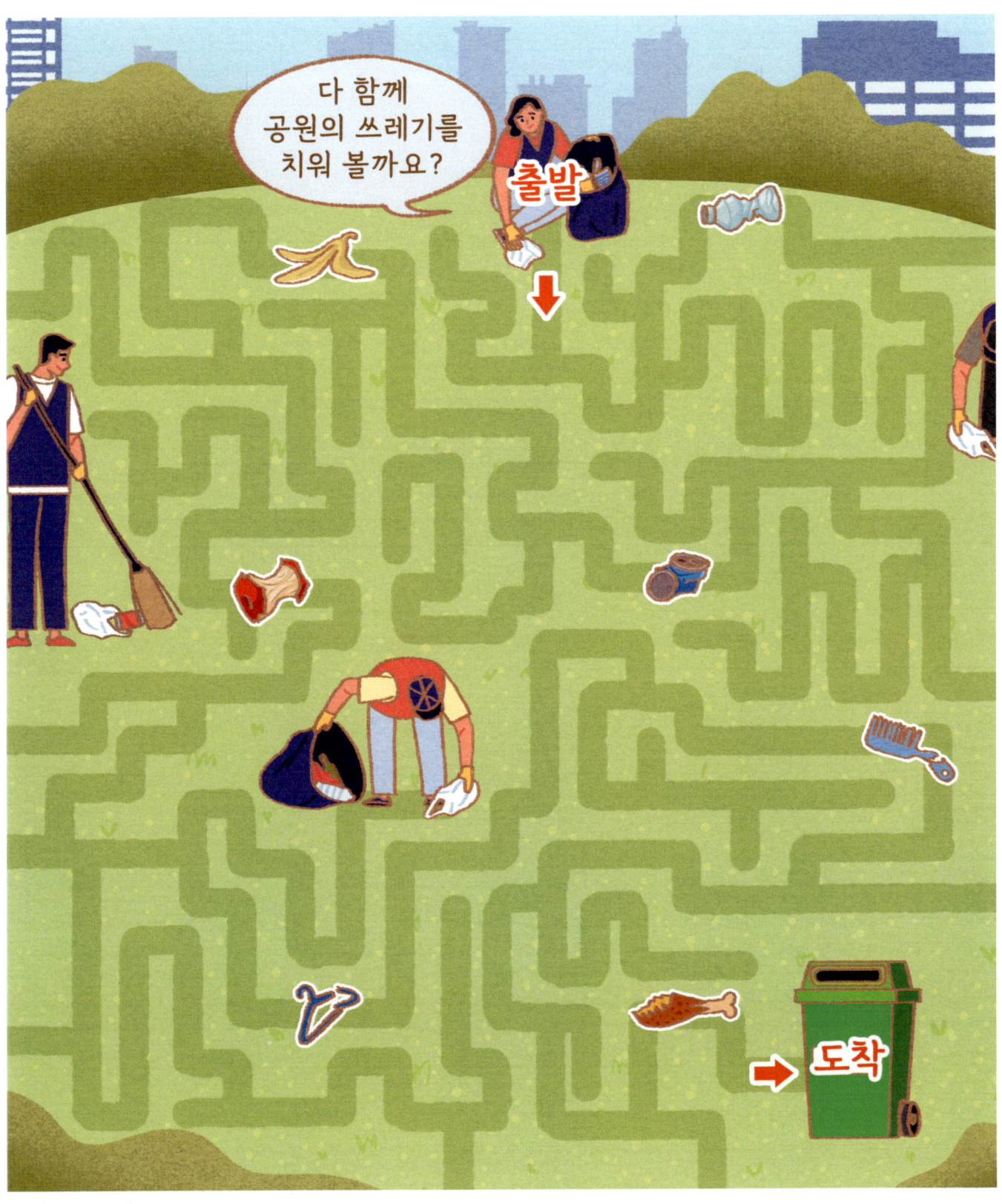

정답

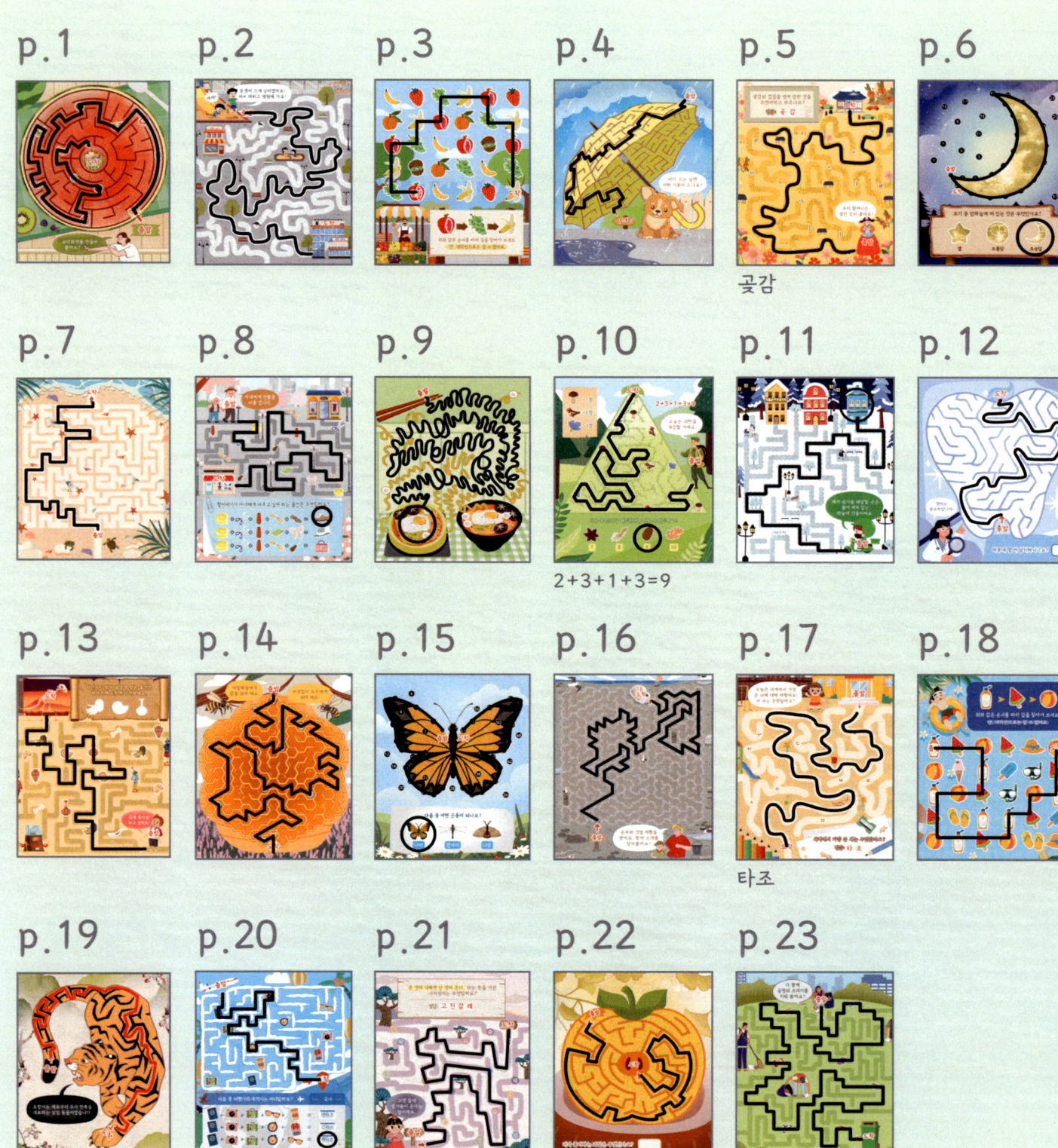